BEI GRIN MACHT SICH IHR WISSEN BEZAHLT

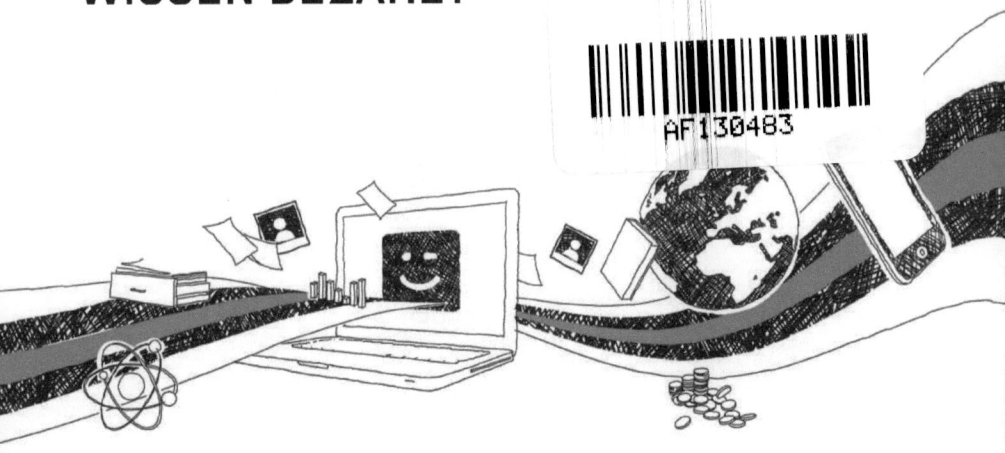

- Wir veröffentlichen Ihre Hausarbeit,
  Bachelor- und Masterarbeit

- Ihr eigenes eBook und Buch -
  weltweit in allen wichtigen Shops

- Verdienen Sie an jedem Verkauf

Jetzt bei www.GRIN.com hochladen
und kostenlos publizieren

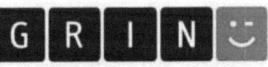

Gesetzliche Rahmenbedingungen für Praxisanleitende im neuen Pflegeberufegesetz

Sara Walther

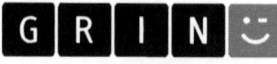

Bibliografische Information der Deutschen Nationalbibliothek:

Die Deutsche Nationalbibliothek verzeichnet diese Publikation in der Deutschen Nationalbibliografie; detaillierte bibliografische Daten sind im Internet über http://dnb.d-nb.de abrufbar.

ISBN: 9783346859600
Dieses Buch ist auch als E-Book erhältlich.

Druck und Bindung: Books on Demand GmbH, Norderstedt Germany
Gedruckt auf säurefreiem Papier aus verantwortungsvollen Quellen

Das vorliegende Werk wurde sorgfältig erarbeitet. Dennoch übernehmen Autoren und Verlag für die Richtigkeit von Angaben, Hinweisen, Links und Ratschlägen sowie eventuelle Druckfehler keine Haftung.

Das Buch bei GRIN: https://www.grin.com/document/1349919

Seminararbeit

Gesetzliche Rahmenbedingungen für Praxis-anleitende im neuen Pflegeberufegesetz

Vorgelegt am	16. Dezember 2021
Vorgelegt von	Sara Walther
Modul	Rahmenbedingungen in der Gesundheits- und Pflegepädagogik

Inhaltsverzeichnis

I. Abbildungsverzeichnis.. 3

II. Abkürzungsverzeichnis... 3

1. Einleitung 2

2. Gesetzliche Rahmenbedingungen des Pflegeberufegesetzes 3

    2.1   Gesetzliche Rahmenbedingungen der praktischen Ausbildung 5

3. Praxisanleiterrolle in der Pflegeausbildung.. 8

    3.1   Qualifikationskurs zum Praxisanleiter 9

    3.2   Erschließung neuer Aufgabengebiete und Tätigkeitsfelder 10

4. Fazit 13

III. Anhangsverzeichnis... 15

IV. Literaturverzeichnis... 25

Walther, S.

I. Abbildungsverzeichnis

Abbildung 1: Aufgaben- und Tätigkeitsfelder der PA 10

II. Abkürzungsverzeichnis

PA	Praxisanleiter
PflBG	Pflegeberufegesetz

1. Einleitung

Das Berufsbild der Pflege ist multilateral und anspruchsvoll. Der Pflegeberuf umfasst ein breites Spektrum an Tätigkeiten und weißt zahlreiche Möglichkeiten der Spezialisierung auf. In kaum einem anderen Berufsbild spielt Nähe und Distanz zu dem zu Pflegenden eine so bedeutsame und wertvolle Rolle. Die primären Aufgaben Pflegender ändern sich nur wenig, dennoch ist ein Um- bzw. Weiterdenken notwendig. Die Pflegeausbildung wird den aktuellen Herausforderungen fortlaufend angepasst. Dies ist in jüngster Vergangenheit eingetreten und wird sich daher für die Zukunft vorerst nicht ändern. Denn die Pflege entwickelt sich auf wissenschaftlicher, professioneller Ebene immer weiter (Bohrer & Walter, 2020, S. 10). Mit Beginn des Pflegeberufegesetzes (PflBG), welches am 1. Januar 2020 in Kraft getreten ist, sind die ersten Kurse ab März 2020 in die neue Ausbildung als „Pflegefachfrau" und „Pflegefachmann" gestartet. Mit den neuen Gesetzgebungen verändern sich die Anforderungen und Rahmenbedingungen der Ausbildungsträger und berufsbildenden Schulen, welches das gesamte Personal vor Herausforderungen stellt und damit die Relevanz des Themas widerspiegelt (Jakobs & Vogler, 2020, S. 1). Im Rahmen des neuen PflBG wird sich die Rolle der Lehrenden im praktischen Bereich der Ausbildung verändern. Es kommt zu einer Erweiterung des Aufgaben- und Tätigkeitsfeldes der Praxisanleiter (PA) sowie zu organisatorischen Veränderungen im Ablauf der betrieblichen Ausbildung. Dieses bedingt einer hoch professionellen und qualitativ hochwertigen interdisziplinären Zusammenarbeit zwischen Schule und dem Einsatzort der Praxis (Bohrer & Walter, 2020, S. 15). In der hier dargestellten Seminararbeit werden zwei zentrale Fragen behandelt: „Welche Neuerungen bringt das PflBG bezugnehmend der praktischen Ausbildung mit sich?" und „Welche Aufgaben und Pflichten haben Praxisanleitende unter besonderer Betrachtung der gesetzlichen und politischen Rahmenbedingungen?". Diese Fragestellungen werden im Rahmen einer wissenschaftlichen Literaturrecherche aufgearbeitet um das Fundament zu schaffen. Damit die Erkenntnisse der Literatur auf die Praxis bezogen werden können, wurden zusätzlich zwei quantitative Studiendesigns ausgewählt. Weiterhin kommt es zu einem Theorie-Praxis-Transfer, indem konkrete Inhalte aus der praktischen Ausbildung an der Akademie für Gesundheitsberufe in Heidelberg angewendet werden.

Das PflBG mit der Ausbildungs- und Prüfungsverordnung ist ein sehr umfangreiches, weitgefächertes Thema, welches hier nur in kleinen Anteilen der Seminararbeit bearbeitet wird. Aus diesem Grund kommt es zu einer Abgrenzung des Themas. Ziel der hier vorliegenden Arbeit ist es, die wichtigsten allgemeinen neuen Gesetzgebungen und gesetzlichen Rahmenbedingungen bezugnehmend der praktischen Ausbildung darzustellen. Im Fokus steht der Einsatzort der Praxis und die damit einhergehende neue Rolle des PA. Der Praxisort und der damit verbundene PA ist ein Aushängeschild für die Qualität der praktischen Ausbildung. Aus diesem Grund ist es von zentraler Bedeutung dieses Berufsbild professionell und qualitativ hochwertig auszubilden. Daraus ergibt sich die neue Qualifikationsweiterbildung zum PA und die jährlichen berufspädagogischen Fortbildungen.

Der PA schafft die Basis für das Berufsverständnis der Auszubildenden in der neuen Pflegeausbildung und aus diesem Grund ist die Darstellung der praktischen Ausbildung mit dem Fokus der PA gewählt worden (Jakobs & Vogler, 2020, S. 40). Angehende oder langerfahrene PA sollen hier einen Eindruck über die neuen Gesetzgebungen und den daraus resultierenden Aufgaben- und Tätigkeitsfeldern erhalten.

Im ersten Abschnitt der Arbeit kommt es zur Darstellung der allgemeinen Gesetzgebungen im Rahmen des neuen PflBG. Es wird die Entwicklung des PflBG und die damit verbunden politischen und gesetzlichen Meilensteine sowie die Neuerungen dargestellt. Dieses bildet die Grundlage um den neuen Aufbau des PflBG nachzuvollziehen. Nachfolgend kommt es zur Darstellung der neuen praktischen Ausbildungsinhalte und die damit gesetzlich verbindlichen Richtlinien für den Ausbildungsträger des qualifizierten PA. Im zweiten Kapitel wird die Rolle des PA in der praktischen Ausbildung dargestellt. Hier wird die Wichtigkeit und die Relevanz der PA Rolle verdeutlicht und die gesetzlichen Zugangsvoraussetzungen aufgezeigt. Da dieses vor allem kleinere Einrichtungen vor große Herausforderungen stellt, ist dieser Aspekt näher herausgearbeitet. Des Weiteren kommt es zur Erschließung der neuen Aufgaben- und Tätigkeitsfelder. Im Verlauf der Arbeit wird aus Gründen der besseren Lesbarkeit ausschließlich die maskuline Form verwendet. Diese bezieht sich immer zugleich auf die männliche, weibliche sowie diverse Person.

2. Gesetzliche Rahmenbedingungen des Pflegeberufegesetzes

Pflegende betreuen und versorgen im Ambulanten, Langzeit- und Akutstationären Sektor sowie im Bereich der Pädiatrie rund um die Uhr zu pflegende Menschen. Dieses Berufsfeld stellt sich als anspruchsvoll und vielseitig dar. Bereits im Jahr 2003 kommt es zur bundeseinheitlichen Einführung der dreijährigen Berufsausbildung der Altenpflege. Darauf aufbauend tritt 2004 das Krankenpflegegesetz in Kraft und gibt die Berufsbezeichnung der Gesundheits- und Krankenpflegerin sowie des Gesundheits- und Krankenpflegers vor. Dieses Gesetz bildet die Basis für den dritten Zweig der Gesundheits- und Kinderkrankenpflege. Auch nach den gesetzlichen Beschlüssen kann und soll sich die Pflegeausbildung weiterentwickeln. Aus diesem Grund gibt es die Experimentierklausel, welche besagt, dass es Modellversuche an Pflegeschulen geben kann (Bohrer & Walter, 2020, S. 10). 2009 entsteht der Begriff „care". Dieser reflektiert die Weiterentwicklung der Pflegeberufe, mit dem Ziel einer Zusammenführung der bisher getrennten Pflegeausbildung (Funk, 2017, S. 343). Im Jahr 2012 kommt es zur Beurteilung, Evaluation und Auswertung des Modellprojektes. Daraus ergibt sich ein Umdenken bezüglich der Pflegeausbildung. Ziel der Bund-Länder-Arbeitsgruppen ist eine generalisierte Pflegeausbildung, wo es zur Zusammenführung der Alten-, Gesundheits- und Kranken- bzw. Kinderkrankenpflege kommt (Bohrer & Walter, 2020, S. 10). Dieses wird im Jahr 2013 durch die schwarz-rote Bundesregierung in dem Koalitionsvertrag aufgenommen. Zwei Jahre später entsteht ein Referentenentwurf für ein PflBG, welches im Januar 2016 durch das Bundeskabinett verabschiedet wird und als Gesetzesentwurf an den Bundestag sowie Bundesrat weitergeleitet wird

(Funk, 2017, S. 343-344). Schlussendlich kommt es im Juni/Juli 2017 zur Verabschiedung des neuen PflBG. Georg Nüßlein (CSU) und Karl Lauterbach (SPD) integrieren einen Kompromiss, welcher nicht nur rein auf die generalistische Ausbildung ausgelegt ist, sondern die Option der Altenpflege und Kinderkrankenpflege eröffnet. Somit ergibt sich eine gemischte, inkludierende sowie inklusive als auch generalistische Auffassung. Ab dem 1. Januar 2020 kommt es zur Ablösung des Altenpflege- und Krankenpflegegesetzes (Funk, 2017, S. 344).

Die neue Pflegeausbildung vereinigt die Kompetenzen aus drei vormals getrennten Settings. Das bedeutet nicht, dass die ausgebildeten generalistischen Berufsanfänger sofort für die spezifischen Tätigkeiten eines jeden Versorgungsbereichs vollumfänglich einsetzbar sind und das alle Inhalte der drei früheren Berufsausbildungen addiert werden. Vielmehr muss es zur Vertiefung der erworbenen Kompetenzen in den jeweiligen Sektoren kommen (Bohrer & Walter, 2020, S. 10). Ziel ist es, den Auszubildenden auf wissenschaftlich fundierter Ebene sowie professionellem ethischem Verständnis für die Pflege der unterschiedlichen Altersstufen kompetent zu machen. Die neue Berufsbezeichnung für die Pflegeausbildung nennt sich „Pflegefachfrau" und „Pflegefachmann", die eine automatische europäische Berufsanerkennung laut der Europäischen Berufsanerkennungsrichtlinie 2005/36/ EG bzw. 2013/55/EU zur Folge hat (Dielmann, 2021, S. 31). Ein spezialisierter Abschluss in der Altenpflege oder Gesundheits- und Kinderkrankenpflege ist vorerst weiter möglich. Jedoch ist hier die internationale Anerkennung nicht gegeben und muss ggfs. durch Anerkennungsmaßnahmen erlangt werden (Funk, 2017, S. 345). In der Praxis ist das nicht für alle Schulen umsetzbar. Nicht alle Schulen bieten beide spezialisierten Abschlüsse, die Altenpflege und Gesundheits- und Kinderkrankenpflege aufgrund ihrer früheren Ausrichtung an, aber mindestens einen Bereich und den generalistischen Weg der Ausbildung. Um den hier dargestellten Berufsabschluss zu erhalten müssen bestimmte Voraussetzungen gegeben sein. Die angehenden Auszubildenden müssen einen mittleren Schulabschluss oder einen anderen anerkannten gleichwertigen Abschluss vorweisen. Weiterhin ist ein Hauptschulabschluss oder auch hier ein anderer gleichwertiger anerkannter Abschluss möglich, aber nur in Verbindung mit einem Nachweis. Hierzu zählen eine erfolgreich abgeschlossene zweijährige Berufsausbildung, ein Assistenz- oder Helferberuf im Bereich der Pflege von mindestens einjähriger Dauer und - nach Landesrechtreglung anerkannt - eine erfolgreich abgeschlossene Ausbildung in der Krankenpflegehilfe oder Altenhilfe von mindestens einem Jahr laut landesrechtlichen Vorgaben (Beginn bis 31. Dezember 2019). Hierzu zählen eine erfolgreich abgeschlossene zweijährige Berufsausbildung, ein Assistenz- oder Helferberuf im Bereich der Pflege von mindestens einjähriger Dauer - nach Landesrechtreglung anerkannt - eine erfolgreich abgeschlossene Ausbildung in der Krankenpflegehilfe oder Altenhilfe von mindestens einem Jahr laut landesrechtlichen Vorgaben (Beginn bis 31. Dezember 2019). Außerdem ist auch eine Erlaubnis als Krankenpflegehelfer laut Krankenpflegegesetz vom 4. Juni 1985, welches durch Artikel 18 des Gesetzes im Jahr 2003 aufgehoben ist, gültig. Als weitere schulische Voraussetzung zählt eine erfolgreich abgeschlossene zehnjährige allgemeine Schulbildung. Zusätzlich benötigen die angehenden

Auszubildenden eine gesundheitliche Eignung für den Beruf, Kenntnisse der deutschen Sprache und keine Unzuverlässigkeit zur Berufsausübung (Dielmann, 2021, S. 115-116). Des Weiteren werden die Auszubildenden nicht mehr als Schüler bezeichnet, sondern als Arbeitnehmer, gemäß Betriebsverfassungs- bzw. Bundespersonalvertretungsgesetz (Dielmann, 2021, S. 32). Die Ausbildungsdauer besteht weiterhin bei drei Jahren in Vollzeit und im Teilzeitmodell bei fünf Jahren. Der Umfang von 2.100 Stunden theoretischen Unterrichten sowie 2.500 Stunden in praktischen Unterrichten bleiben bestehen. Die ersten Zweidrittel der Pflegeausbildung erfolgen im einheitlichen generalistischen Modus, dann kann es bei entsprechenden Vertiefungseinsätzen zu einem Wahlrecht kommen. Weiterhin besteht die Möglichkeit neben den drei Berufsbezeichnungen, dass die Pflegefachfrau und der Pflegefachmann ihre fachlichen Kompetenzen in fünf Bereiche vertiefen kann. Diese Bereiche gliedern sich in die stationäre Akutversorgung, stationäre Langzeitversorgung, ambulante Versorgung, pädiatrische und psychiatrische Versorgung. Die jeweilige Vertiefungsvariante wird dann als Anlage zur Urkunde über die Berufserlaubnis hinzugefügt. Mit Beschluss des neuen PflBG bleiben die dualen Grundstrukturen der Pflegeausbildung bestehen. Dennoch gibt es die Regelung der Kooperationsverträge, die gesetzlich vorgeschrieben ist. Die Pflegeschulen schließen einen Kooperationsvertrag mit den Trägern der Ausbildung ab und sind somit für die theoretische Ausbildung im Rahmen der Unterrichte sowie für die Koordination der Unterrichte in der praktischen Ausbildung verantwortlich. Es soll zu einer engeren Zusammenarbeit zwischen dem Lernort Schule und dem Lernort Praxis kommen. Des Weiteren sind unterschiedliche Aufgaben konkretisiert und es gibt die sogenannten Vorbehaltenen Tätigkeiten (Dielmann, 2021, S. 31). Die Auszubildenden haben die Möglichkeit einen akademischen Grad in Form einer primärqualifizierenden Hochschulausbildung in der Regelausbildung zu absolvieren. Hierfür bekommen die Auszubildenden mit Abschluss ihrer Qualifikation die Berufsbezeichnung „Pflegefachfrau" oder „Pflegefachmann" mit einem Bachelortitel (Dielmann, 2021, S. 32). An der Akademie für Gesundheitsberufe in Heidelberg findet dieser hochschulische Weg immer mehr Zuspruch und Anerkennung bei den Auszubildenden, die aufgrund ihres Abiturs einen akademischen Lebenslauf einschlagen wollen. So besteht auch die Möglichkeit, die Auszubildenden nicht an ein Medizinstudium zu verlieren. Dieser Weg der pflegerischen Akademisierung macht es möglich.

Nachfolgend wird im nächsten Abschnitt die praktische Ausbildung mit den gesetzlichen Rahmenbedingung vertieft.

2.1 Gesetzliche Rahmenbedingungen der praktischen Ausbildung

Kliniken, Krankenhäuser, stationäre oder ambulante Pflegeeinrichtungen gelten als Träger der praktischen Ausbildung. Sie schließen einen Ausbildungsvertrag mit dem Auszubildenden ab und übernehmen somit die Verantwortung für die Durchführung der praktischen Ausbildung. Im Verlauf der Ausbildung durchlaufen die Auszubildenden einen Orientierungs-, Pflicht- und Vertiefungseinsatz sowie weitere Einsätze (Dielmann, 2021, S. 32). Im ersten Ausbildungsdrittel ist ein Mindestumfang von 400 bis 460 Stunden im Bereich des Orientierungseinsatzes vorgesehen. Dieser Einsatz erfolgt bei dem Träger der Ausbildung. Der Versorgungsbereich eins bis drei ist mit mindestens 400 Stunden vorgesehen und bezieht sich jeweils auf das Setting der ambulanten Pflege, der stationären Akutpflege und der stationären Langzeitpflege. Dies entspricht den Pflichteinsätzen und kann bei dem Trägern der praktischen Ausbildung absolviert werden oder durch einen Kooperationspartner stattfinden. Jedoch ist es verpflichtend, dass ein Praxiseinsatz der drei Versorgungsbereiche beim Träger der praktischen Ausbildung stattfinden muss. Des Weiteren gehört zum ersten Ausbildungsdrittel der Pflichteinsatz der pädiatrischen Versorgung. Dieser umfasst mindesten 60 bis 120 Stunden. Auch hier gilt das Prinzip der Trägerschaft oder der Umsetzung durch die Kooperationspartner. Im letzten Ausbildungsdrittel wird sich mit der psychiatrischen Versorgung beschäftigt bei einem Mindestumfang von 120 Stunden und mit einem Vertiefungseinsatz von mindestens 500 Stunden. Weitere 80 Stunden verbleiben für Einsätze, wie z.B. Pflegeberatung, Rehabilitation oder Palliativversorgung. Weitere 80 Stunden stehen für den Träger der Ausbildung oder deren Kooperationspartner zur freien Verfügung (Hartmeyer & Slatosch, 2019, S. 174).

Der Träger der praktischen Ausbildung ist für die Erstellung eines Ausbildungsplans verantwortlich, welcher als Grundlage für das praktische Setting dient. Dieser muss den Anforderungen nach § 10 Abs. 1 Satz 3 des Lehrplans der Pflegeschule entsprechen. Das Ausbildungsziel muss in der vorgegebenen Ausbildungszeit erreichbar sein und somit muss der Ausbildungsplan zeitlich und sachlich adäquat gegliedert werden. Dieser Ausbildungsplan soll für die Auszubildenden als Orientierungshilfe dienen, wann, wo und was sie lernen müssen. Außerdem beinhaltet dieser auch die Arbeits- und Lernaufgaben, welche an die spezifischen Einsatzbereiche angepasst und entsprechend des Ausbildungsstandes umzusetzen sind (Bohrer & Walter, 2020, S. 34). Kann der Träger nicht allumfassend alle praktischen Einsatzbereiche des PflBG abdecken, so ist es seine Aufgabe Kooperationen abzuschließen, um die Qualität des Ausbildungsplans zu gewährleisten. Hierzu gehört auch die Sicherstellung der Praxisanleitung durch qualifiziertes Personal (Weiß et al., 2018, S. 150). Neben dem Ausbildungsplan gibt es einen Ausbildungsnachweis, welcher durch den Auszubildenden zu führen ist. Hier findet die Dokumentation der Lernerfahrungen statt, der individuelle Lernerfolg und die Vereinbarungen zum Lernprozess. Weiterhin kommt es zur Dokumentation von Erst-, Zwischen- und Abschlussgesprächen durch den PA sowie zur Verschriftlichung der geplanten Anleitezeit sowie Arbeits- und Lernaufgaben. Die Gestaltung, Aushändigung und Kontrolle des Ausbildungsnachweises liegt in der Verantwortung der Pflegeschule (Bohrer & Walter, 2020, S. 34).

Ein weiterer Baustein der praktischen Ausbildung stellt die Praxisanleitung dar, welche durch die Träger der praktischen Ausbildung zu gewährleisten ist. Mit dem neuen PflBG kommt es zu einer Neuerung, die besagt, dass die Praxisanleitung zehn Prozent der Ausbildungszeit im jeweiligen Setting umfassen muss und somit verpflichtend ist. Eine gesetzliche Verankerung ist im § 18 Abs. 1 Nr. 3 PflBG zu finden. Ziel der Praxisanleitung ist es, dass die Auszubildenden durch eine berufspädagogisch qualifizierte Pflegefachkraft an die pflegerischen Tätigkeiten herangeführt und sensibilisert werden. Wichtig hierbei ist es, dass die Praxisanleitungen nicht im pflegerischen Alltag stattfinden, sondern eine fach- und sachgerechte Anleitung durch den PA gewährleistet wird. Hierzu zählt die Vorbereitung, Durchführung und Nachbereitung der professionellen Praxisanleitung unter pädagogisch-didaktischen Gesichtspunkten. Zeitfenster für Gespräche mit dem Auszubildenden, Leistungseinschätzungen und die Teilnahme an Prüfungsverfahren müssen weiterhin berücksichtigt werden (Dielmann, 2021, S. 89). Zu den Praxisanleitungen gibt es die Praxisbegleitungen durch die Lehrenden. Diese dienen zur Unterstützung der praktischen Ausbildung und haben die Aufgabe Synergieeffekte zwischen theoretischen und praktischen Unterricht herzustellen. Es erfolgt eine Betreuung sowie Beurteilung der Auszubildenden. Weiterhin haben PA eine beratende Rolle (Dielmann, 2021, S. 90). Dies hat sich in der Praxis als ein sehr wichtiges Instrument etabliert. Die Lehrenden, PA und Auszubildenden bilden hier die Schnittstelle während der Einsätze und somit kommt es zu einem engmaschigen Austausch. Es können gemeinsame Lösungswege besprochen werden und die interdisziplinäre Zusammenarbeit wird gefördert.

Während einer Praxisanleitung werden die Auszubildenden an die erstmals formulierten vorbehaltenen Tätigkeiten herangeführt. Hier findet zum ersten Mal eine klare Abgrenzung der Bereiche statt und befähigt somit die „Pflegefachfrau" und den „Pflegefachmann" zur Eigenständigkeit im pflegerischen Setting und stellt die Pflege als Profession dar. Es kommt zur klaren Definition des pflegerischen Tätigkeitsfeldes (PflBG § 4 Abs. 1-3) und somit wird ein Fremdzugriff anderer Berufsgruppen ausgeschlossen (Weiß et al., 2018, S. 131). Personen mit einer Berufsbezeichnung laut § 1 Absatz 1 dürfen diese vorbehaltenen Tätigkeiten durführen. Ruht diese Erlaubnis dürfen die pflegerischen Aufgaben nicht durchgeführt werden. Grundlage für die Aufgaben im pflegerischen Setting bildet der Pflegeprozess. Dieses umfasst die Erhebung und Feststellung des individuellen Pflegebedarfs des zu Pflegenden, die Organisation, Steuerung und Gestaltung sowie schlussendlich die Analyse, Evaluation, Entwicklung und Sicherung der Pflegequalität (PflBG § 5 Absatz 3 Nummer 1 a-d) (Dielmann, 2021, S. 59).

Im Rahmen der Kompetenzentwicklung und der Umsetzung der vorbehaltenen Tätigkeiten kommt es am Ende des zweiten Ausbildungsdrittels zu einer Zwischenprüfung, welche im PflBG § 6 Absatz 5 verankert ist. Die Zwischenprüfung ist nicht-staatlich und dient zur Ermittlung des Ausbildungsstands. Den Bundesländern wird somit nach erfolgreicher Zwischenprüfung die Möglichkeit einer Anerkennung der Pflegeassistenz- oder -helferausbildung eingeräumt. Nach durchlaufener Zwischenprüfung muss ein Kompetenzzuwachs zu verzeichnen sein und das Niveau des Schulabschlusses abgebildet werden. Die bestandene Zwischenprüfung ist nicht Grundvoraussetzung für die Weiterführung der Pflegeausbildung laut PflBG (Weiß et al., 2018, S. 141). Am Ende der Ausbildung erfolgt nach dem PflBG § 16 Absatz 1-9 der praktische Teil der Prüfung. Ziel der praktischen Prüfung ist eine allumfängliche Darstellung der erworbenen Berufskompetenzen darzustellen, welche an die jeweilige Pflegesituation geknüpft ist. Die gestellte Prüfungsaufgabe umfasst die selbstständige und prozessorientierte Pflege bei zu pflegenden Menschen. Die Prüfungsaufgabe entspricht dem Versorgungsbereich, welcher der Auszubildende im Vertiefungseinsatz nach § 6 Absatz 3 Satz 2 des PflBG absolviert hat. Die Bestimmung des zu pflegenden Menschen erfolgt durch dessen Einwilligung und durch das verantwortliche Fachpersonal sowie durch die Fachprüfer (Dielmann, 2021, S. 402). Der Prüfling versorgt mindestens zwei Menschen. Ein zu Pflegender, welcher einen höheren Pflegebedarf aufweist und einen mit einem niedrigeren Pflegeaufwand. Die Prüfung besteht aus einem Vorbereitungsteil, einer Fallvorstellung (max. 20 Minuten), der Durchführung der geplanten pflegerischen Tätigkeiten und einem Reflexionsgespräch (max. 20 Minuten). Die Ausarbeitung des Pflegeplans kann einen Werktag zuvor unter Aufsicht geschehen. Die Prüfung darf max. 240 Minuten andauern, exklusive des Vorbereitungsteils. Die Abnahme und Benotung der praktischen Prüfung erfolgt durch mindestens zwei Fachprüfer nach § 10 Absatz 1 Satz 2 Nummer 4. Der Vorsitzende des Prüfungsausschusses ist jederzeit berechtigt an der Prüfung teilzunehmen und Prüfungsfragen zu stellen. Die Prüfungsnote wird durch die Fachprüfer sowie ggf. den Vorsitzenden des Prüfungsausschusses gebildet. Diese muss mindestens mit „ausreichend" bewertet werden, um den praktischen Teil der Prüfung zu bestehen. Die Bildung der Gesamtnote für den praktischen Teil erfolgt durch den Vorsitzenden des Prüfungsausschusses. Die Gesamtnote setzt sich aus der Prüfungsnote und der Vornote für den praktischen Teil der Prüfung zusammen. Dies ist im PflBG nach § 13 Absatz 1 und 2 geregelt (Dielmann, 2021, S. 403). Über Erfahrungen der Zwischenprüfung sowie der praktische Abschlussprüfung kann zum heutigen Zeitpunkt noch nicht gesprochen werden, da der Ausbildungsbeginn erst im März 2020 stattgefunden hat.

3. Praxisanleiterrolle in der Pflegeausbildung

Durch Umsetzung des PflBG kommt es zu einer einheitlich geregelten Praxisanleitung am Lernort Praxis. Die geforderten zehn Prozent, durch den Gesetzgeber, müssen für jeden Auszubildenden erbracht werden. Somit erhalten die Auszubildenden mindestens 250 Stunden Praxisanleitung über drei Ausbildungsdrittel (Bensch, 2020, S. 18). Die Auszubildenden geben hierzu ein sehr positives Feedback. Dieses empfinden die Auszubildenden als sehr positiv. Das berufspädagogisch qualifizierte Fachpersonal nimmt sich Zeit für die Auszubildenden und somit entsteht eine hohe Zufriedenheit. Die Auszubildenden fühlen sich wahrgenommen, haben Freiraum für Fragestellungen, erfahren einen höheren Lerneffekt und können ohne Zeitdruck üben (Jakobs & Vogler, 2020, S. 39). Somit kann die Praxisanleitung als „Königsdisziplin" der Pflegeausbildung gesehen werden und zeigt, wie attraktiv professionelle Anleitung für den Auszubildenden sein kann und zugleich später bei der Wahl des Arbeitgebers ausschlaggebend ist (Lukuc, 2021, S. 19). Um sich dieser Herausforderung zu stellen, benötigt der Sektor Pflege adäquates, professionell ausgebildetes Pflegefachpersonal.

Im nachfolgenden Kapitel wird die Qualifikation der PA und deren Aufgaben- sowie Tätigkeitsfeld näher beschrieben.

3.1 Qualifikationskurs zum Praxisanleiter

Seit Inkrafttreten des neuen PflBG wird der Praxisanleitung ein besonderer Stellenwert zugewiesen (Hartmeyer & Slatosch, 2019, S. 175). Die Wahrnehmung der PA in ihrer eigenen Rolle sowie das Rollenverständnis ist stark ausgeprägt. Dieses zeigte die Studie im Zentrum für Psychiatrie Winnenden aus dem Jahr 2018. Es ist ein quantitativer Forschungsansatz in Form eines deskriptiven Querschnittsdesigns. Hierfür wurden teilstandardisierte Fragebögen entworfen und es erfolgte ein Experteninterview. 50 Pflegefachpersonen mit einer berufspädagogischen Weiterbildung als PA wurden befragt. 27 Fragebögen sind nach Abschluss der Befragung eingegangen (Cantiani, 2019, S. 283-284). Ziel der Studie war es den Motivationsverlauf eines PA darzustellen und Einflussfaktoren im Motivationsprozess zu identifizieren sowie die Erwartungen an den Arbeitgeber zu analysieren (Cantiani, 2019, S. 282). Die überwiegende Mehrheit der PA beschreibt während ihrer Tätigkeit eine persönliche Erfüllung ihres Berufsbildes durch Erfolgserlebnisse mit den Auszubildenden während der Praxisanleitung und der praktischen Einsätze (Cantiani, 2019, S. 284). Weiterhin bezieht sich der zweite Bereich auf die extrinsischen Belohnungen. Das Betriebliche Ausbildungswesen schenkt der Mehrheit der PA (74%) Anerkennung und Lob für ihre berufspädagogische Tätigkeit in der Praxis (Cantiani, 2019, S. 284). Das kann angehende PA motivieren und die Bereitschaft für die Qualifikation fördern.

Die angehenden PA müssen mindestens eine zweijährige Berufserfahrung im jeweiligen Setting mitbringen (Weiß et al., 2018, S. 323). Dieses soll den PA die notwendige Sicherheit und Professionalität in der jeweiligen Spezialisierung (z.B. Umgang mit onkologischen oder neurologischen zu Pflegenden) geben, um dem Auszubildenden die Spezifika der Fachabteilung zu vermitteln. Neben speziellen pflegerischen Tätigkeiten, spielen Organisationsprozesse eine Rolle, welche erst einmal über einen gewissen Zeitraum erlernt werden müssen. Des Weiteren spielt die berufspädagogische Eignung eine große Rolle. Der Mindestumfang von 300 Unterrichtsstunden zur Qualifikation PA muss erbracht und nachgewiesen werden. Die Teilnehmer der Weiterbildung erwerben Handlungskompetenzen u.a. in den Bereichen: Pädagogische und didaktische Grundlagen, Kommunikation und Gesprächsführung, Anleiten und Beraten, rechtliche Grundlagen, Prüfen und Bewerten, wissenschaftliches Arbeiten und Präsentieren sowie Qualitätsmanagement. Zusätzlich gilt ab dem 1. Januar 2020 eine jährliche berufspädagogische Fortbildungspflicht im Umfang von 24 Stunden. Inhalte hierfür können pädagogische Fallarbeiten, z.B. „kollegiale Beratung für PA sein" oder „Lernmotivation bei sich und anderen fördern" sein. PA, welche bis zum 31. Dezember 2019 die Fortbildung zum PA (200 Unterrichtsstunden) absolviert haben, fallen unter die Bestandschutzreglung. Bei der Praxisanleitung in der hochschulischen Pflegeausbildung, sollen Anleiter einen akademischen Grad aufweisen (Hartmeyer & Slatosch, 2019, S. 175). Aus diesem Grund ist es sinnvoll zentrale und somit hauptamtliche PA mit einem akademischen Grad, z.B. dem Bachelortitel auszubilden.

Prospektiv ist es wünschenswert das die Zahlen der akademisierten zentralen PA steigt, um eine professionelle und qualitativ wertvolle Ausbildung für die Hochschulabsolventen zu gewährleisten.

Die Finanzierung ist auf Länderebene zwischen Kostenträger und Leistungserbringer zu regeln und muss erfüllt sowie nachgewiesen werden. Die Ausbildungsberechtigung geht verloren, wenn keine jährlichen Fortbildungen nachweisbar sind sowie die Qualifikation laut PflBG (Hartmeyer & Slatosch, 2019, S. 175).

3.2 Erschließung neuer Aufgabengebiete und Tätigkeitsfelder

Bestimmte gesetzliche Grundlagen bestimmen das Lernen der Auszubildenden im pflegeprakti-schen Einsatzort und zugleich die Arbeit der PA. Qualifizierte PA müssen somit auf gesetzlicher Ebene ihren Methodenkoffer sowie das Tätigkeitsfeld in der Praxisanleitung erweitern. Die Aufga-ben- und Tätigkeitsfelder gliedern sich somit in vier große Säulen, welche in der nachfolgenden Darstellung abgebildet sind (Bohrer & Walter, 2020, S. 16).

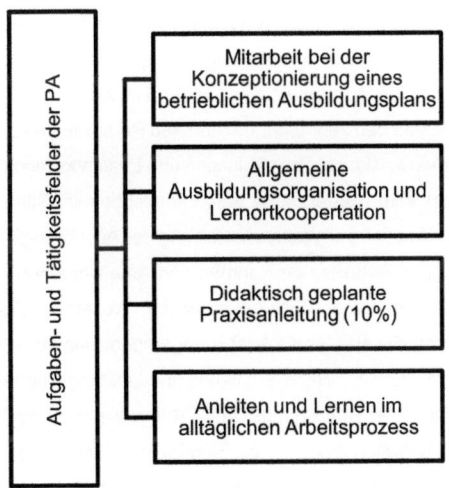

Abbildung 1: Aufgaben- und Tätigkeitsfelder der PA (eigene Darstellung, in Anlehnung an Bohrer & Walter, 2020, S. 16)

Ein wichtiges Instrument ist der betriebliche Ausbildungsplan oder auch Praxiscurriculum genannt, welches in der Verantwortlichkeit der Träger der Ausbildung, den zentralen und dezentralen PA liegt. Der Ausbildungsplan spiegelt die zeitliche Strukturierung der Praxiseinsätze wider sowie Arbeits- und Lernaufgaben gemäß des Rahmenlehrplans (Bohrer & Walter, 2020, S. 34). Weiterhin kommt es zur praktischen Zielformulierung für den jeweiligen Einsatzort sowie die Darstellung der gelaufe-nen theoretischen Wissensgrundlagen (Weisser & Schwabe, 2020, S. 1). Die zentralen sowie de-zentralen PA haben somit die Möglichkeit den Rahmenlehrplan inhaltlich näher kennenzulernen, zu analysieren und zusätzlich arbeiten sie aktiv an einem Theorie-Praxis-Transfer. PA bilden die Schnittstelle zwischen Lernort Schule und Lernort Praxis. Die Erarbeitung des betrieblichen Ausbildungsplans kann in Kooperation mit der Schule stattfinden, um einen adäquaten professionellen Austausch zu gewährleisten. Im Rahmen der Erarbeitung können die PA ihre beruflichen Erfahrungen und Erkenntnisse mit einfließen lassen um einen optimalen, realitätsnahen Ausbildungsplan zu entwerfen (s. Anhang A). Weiterhin werden im Rahmen des Ausbildungsplans Arbeits- und Lernaufgaben konzeptioniert, welche im Ausbildungsnachweis hinterlegt werden. Diese werden den fachspezifischen Bereichen zugeordnet und an den Ausbildungsstand der Lernenden angepasst (Bohrer & Walter, 2020, S. 34). Ein Beispiel für eine Arbeitsaufgabe bzw. Praxisaufgabe im ersten Ausbildungsdrittel ist im Anhang B dargestellt. Der PA gibt den Lernenden bei der Bewältigung individuelle Unterstützung und ist in diesem Fall Lernbegleiter. Die Auszubildenden sind in der Pflicht die Praxisaufgabe selbstständig zu bearbeiten und die jeweilige Hilfestellung bei dem zuständigen PA einzufordern. Der PA reflektiert im Anschluss die Praxisaufgabe mit dem Auszubildenden. Es kommt zu einer Selbst- und Fremdeinschätzung (Schwabe, 2020, S. 1-4).

Neben der Entwicklung eines betrieblichen Ausbildungsplans, ist eine allgemeine Ausbildungsorganisation in der Praxis sowie Lernortkooperation unabdingbar. Der Lernort Praxis korrespondiert mit der Schule. Um diese interdisziplinäre Zusammenarbeit zu fördern eignen sich Kooperationstreffen mit der Schule bzw. Hochschule und den zentralen, dezentralen PA sowie den pflegerischen Leitungen. Es kommt zum gemeinsamen Austausch, zur Reflexion und Evaluation von Organisationsstrukturen am Lernort Praxis. Gemeinsam werden neue Ideen konzeptioniert, Situationen überarbeitet oder sogar entfernt. Um diesen Prozess der Weiterentwicklung der Ausbildung immer am Laufen zu halten ist die Organisation und das Mitwirken im Rahmen von Arbeitsgruppen, z.B. PA-Sitzungen, Teamgespräche oder Qualitätsmanagement-Sitzungen wichtig. Weiterhin müssen die PA in der Lage sein, den Auszubildenden Nachweise für die Ausbildungsorganisation zu erstellen. Hierzu zählen die Dokumentation der Einsatzzeiten, Fehlzeiten, Noten und Leistungsbeurteilungen gemäß der fünf Kompetenzbereiche, welche in der Ausbildungs- und Prüfungsverordnung für die Pflegeberufe niedergeschrieben sind (Bohrer & Walter, 2020, S. 16). Eine Beispieldarstellung wie praktische Stunden sowie eine Kompetenzeinschätzung und Kompetenzmessung im Ausbildungsnachweis aussehen kann befindet sich im Anhang C und D (Weisser, 2021, S. 5, 15). Alltägliche Herausforderungen, wie z.B. Konfliktsituationen mit den Auszubildenden oder Dienstausfälle sind weiterhin durch den PA in Kooperation mit der Leitung zu organisieren (Bohrer & Walter, 2020, S. 16).

Die dritte große Säule bildet die pädagogisch-didaktische Anleitungszeit der Auszubildenden. Die PA planen das Erst-, Zwischen- und Abschlussgespräch mit den Auszubildenden (Bohrer & Walter, 2020, S. 16). Vor Beginn des Erstgesprächs hat der Auszubildende die Aufgabe, konkrete Unterrichtsinhalte des letzten Schulblocks in seinen Ausbildungsnachweis zu notieren und stellt somit eine Liste auf, welche praktischen Inhalte er in der Praxis umsetzen will. Er erklärt, welche Kompetenzen er erwerben will bzw. vertiefen möchte. Weiterhin können offene Aufgaben oder Übungen aus dem letzten Einsatzort dokumentiert werden. Der Auszubildende formuliert Erwartungen und eventuelle Befürchtungen für seinen Einsatz (Weisser, 2021, S. 8-9). Befinden sich die Auszubildenden im ersten Ausbildungsdrittel (Orientierungseinsatz), steht der PA ihnen mit Formulierungshilfen zur Seite. Hier fühlen sich die meisten Auszubildenden zu Beginn des ersten Einsatzes noch unsicher, wie sich in der Praxis im Austausch mit den PA herausgestellt hat. Die formulierten Inhalte bilden die Grundlage für das Erstgespräch. Aufgabe des PA ist es, sich die Ausarbeitung des Auszubildenden vor Beginn des Erstgesprächs anzuschauen, um damit einen Anleitungsplan für die Einsatzzeit zu erstellen.

Im Erstgespräch kommt es zur Reflexion der Ausbildungssituation. Die formulierten Erwartungen und Befürchtungen von dem Auszubildenden werden besprochen sowie die Erwartungen des PA an den Auszubildenden. Der PA fordert den Auszubildenden auf eine Selbsteinschätzung zu seinen eigenen Kompetenzen vorzunehmen. Der PA eröffnet dem Auszubildenden die individuellen Lernangebote des Einsatzortes und trifft Absprachen zum Verlauf der geplanten Anleitungssequenzen sowie zur Bearbeitung der Praxisaufgaben. Hierfür stehen den PA umfassende, vielfältige Methoden der strukturierten Praxisanleitung zur Verfügung. Die PA können Wochenthemen für den Auszubildenden planen, praktische Übungen im Skills-Lab-Training, Gruppenanleitungen, Modeling mit Metalog oder Lerntandems. Weiterhin können Lernprojekte in der Praxis realisiert werden. Hierzu zählen z.B. die Einführungstage, Projektwochen oder Auszubildendenstationen (Bohrer & Walter, 2020, S. 16). Ein bekanntes Projekt im Universitätsklinikum Heidelberg ist die Heidelberger interprofessionelle Ausbildungsstation (HIPSTA). Hier kommt es zu einer Symbiose aller Fachbereiche. Auszubildende aus dem letzten Ausbildungsdrittel arbeiten gemeinsam mit angehenden Ärzten zusammen und sind für die eigenständige und gemeinsame Versorgung der zu pflegenden Menschen auf einer visceralchirurgischen Allgemeinstation zuständig. Bei ihrer Arbeit werden sie durch Lehrbeauftragte, PA, Stationsärzte und Oberärzte unterstützt. Am Ende des Erstgesprächs kommt es zur Terminvereinbarung für das Zwischengespräch. Eine Beispieldarstellung des Dokuments aus dem Ausbildungsnachweis für das Erstgespräch befindet sich im Anhang E (Weisser, 2021, S. 8-9). Fortlaufend erfolgt das Zwischen- und Abschlussgespräch mit den Auszubildenden. Während des praktischen Einsatzes ist es immer die Aufgabe des PA die Auszubildenden in ihren Pflegeprozessen wahrzunehmen, zu unterstützen, zu fördern und eine Einschätzung sowie Bewertung des Lernerfolgs vorzunehmen (Bohrer & Walter, 2020, S. 16). Diese Kompetenzen der Bewertung und Einschätzung des Lernerfolgs erlernen die PA im Rahmen ihrer Qualifikationsweiterbildung bzw. den berufspädagogischen Fortbildungen. Sie müssen in der Lage sein die Dimensionen einer Kompetenz bei dem Auszubildenden einschätzen und bewerten zu können. Ein Beispiel für eine Kompetenzbewertung im Orientierungseinsatz ist im Anhang D dargestellt (Bohrer & Walter, 2020, S. 56). Des Weiteren bereitet der PA den Auszubildenden im Rahmen der Anleitezeit für die Zwischen- und Abschlussprüfung vor (Bohrer & Walter, 2020, S. 16).

Neben den zehn Prozent der pädagogisch-didaktisch wertvoll geplanten Praxisanleitung gibt es die Säule der alltäglichen Arbeitsprozesse, welche durch das Lernen am zu Pflegenden durch den Auszubildenden geprägt ist. PA befinden sich während der Arbeitszeit mit dem Auszubildenden in situativen, alltäglichen Anleitungen, welche individuell und unvorhergesehen geschehen. In diesen Alltagssituationen der Pflege hat der PA die Aufgabe, den Auszubildenden Fragen zu stellen, ihn zu beobachten und Tipps sowie Rückmeldungen zu geben. Der PA soll den Auszubildenden, den Ausbildungsstand entsprechend dabei Unterstützen schrittweise selbstständig im pflegerischen Setting zu werden. Es wird eine angemessene Verantwortung nach Absprache dem Auszubildenden übertragen. Auszubildende arbeiten mit Pflegefachkräften im Alltag zusammen und lernen von diesen. Aus diesem Grund sind die Teamkollegen aus der Pflege von hoher Relevanz. Die PA entwickeln Konzepte für einen optimalen Kommunikationsfluss zwischen Pflegefachkraft und PA. Dies kann durch wöchentliche Lernübergaben oder Lerntafeln stattfinden. Des Weiteren kann der PA ein sog. „Peer-Lernen" organisieren. Da in den meisten Fällen Auszubildende aus unterschiedlichen Ausbildungsdritteln in den Einsatzorten vorhanden sind, können diese sich gegenseitig unterstützen und voneinander lernen. Kurzfeedbacks zu einer bestimmten Pflegesituation gehören auch zu den alltäglichen Arbeitsprozessen eines PA. Hier kommt es zu einer informellen Einschätzung bzw. Rückmeldung zum aktuellen Lernstand und den Kompetenzen (Bohrer & Walter, 2020, S. 16).

Schlussendlich ist das Aufgaben- und Tätigkeitsfeld der PA stark mehrdimensional und zeigt eventuelle Herausforderungen für die Einsatzorte auf. Gleichzeitig kann es als eine Chance gesehen werden. Im nächsten Kapitel wird ein Fazit gezogen bezugnehmend des neuen PflBG in Kombination mit der Qualifikation der PA sowie den neu ausgebildeten „Pflegefachfrauen" und „Pflegefachmännern".

4. Fazit

Das neue PflBG und somit die neue Ausbildung zur „Pflegefachfrau" und zum „Pflegefachmann" wird als neue Perspektive für das Berufsbild gesehen. Das belegen die Zahlen aus einer Befragung aus dem Jahr 2018. Die Befragung fand im Rahmen einer eintägigen Fortbildungsveranstaltung in Heidelberg, München, Hannover, Leverkusen und Münster statt, welche das Thema „Curriculumsentwicklung unter generalistischer Perspektive" bearbeitete. Es handelte sich hier um ein überwiegendes quantitatives Studiendesign. Die Datenerhebung erfolgte weitestgehend über einen vollstandardisierten Fragebogen. Zu beachten ist, dass es sich bei den Adressaten um Lehrende aus dem berufsbildenden Sektor mit unterschiedlichen akademischen Abschlüssen handelte. Um einen Perspektivwechsel zu der praktischen Ausbildung zu erhalten, wäre es sinnvoll eine solche Befragung mit den zentralen, dezentralen PA durchzuführen sowie weiteren pflegerischen Fachpersonal. Bei der Studie im schulischen Setting zeigte sich, dass im Rahmen von 24 Stellungnahmen, die Steigerung in der Attraktivität des Pflegeberufes angesprochen worden ist (mit einer Ausnahme). Weiterhin äußerten sich die Befragten optimistisch bezüglich einer Aufwertung des neuen Pflegeberufes und sehen dieses als eine Wertsteigerung. Demnach kann das neue PflBG als Chance der Professionalisierung gesehen werden und zugleich kann eine Gleichwertigkeit innerhalb der Berufsgruppen entstehen. Die Pflege gewinnt an Qualität und Ansehen (Hamar et al., 2019, S. 149-150).

Führt man einen Perspektivwechsel durch und betrachtet man es aus Sicht der PA, so kann man zu der Annahme kommen, dass durch die steigenden Ausbildungszahlen die PA zukünftig mehr organisatorische Aufgaben übernehmen müssen um den gesetzlichen Anforderungen der praktischen Ausbildung gerecht zu werden (Lukuc, 2021, S. 21). PA stellen sich tagtäglich der Herausforderung, Auszubildende pädagogisch professionell anzuleiten und gleichzeitig haben sie neben dem Ausbildungsauftrag auch einen Versorgungsauftrag gegenüber ihren zu Pflegenden. Dieses Spannungsverhältnis gilt es jeden Tag entgegen zu treten und die Notwendigkeiten jedes Mal aufs Neue abzuwägen (Bohrer & Walter, 2020, S. 24).

Die neue Pflegeausbildung setzt die Pflegefachlichkeit bezugnehmend auf den Pflegeprozess in den Vordergrund und stellt die medizinische Ausrichtung in die zweite Reihe. Die Erläuterungen von anatomischen Strukturen, Krankheitsbildern und deren Krankheitssymptomen mit den dazugehörigen medizinischen indizierten Maßnahmen gehören nicht mehr zu der Verständnisgrundlage der pflegerischen Tätigkeiten (Jakob & Vogler, 2020, S. 40). Vielmehr wird mit einer Pflegesituation begonnen, woraus Informationen gesammelt werden, es kommt zur Erkennung pflegerelevanter Probleme, daraus ergeben sich festzulegende Ziele und die Planung von Pflegemaßnahmen sowie deren Durchführung und Evaluation (Schewior-Popp, 2021, S. 112).

Abschließend ist zu sagen, dass die neue Pflegeausbildung für alle Parteien, egal ob Auszubildende, Lehrende, Schulleitungen, PA, Pflegefachkräfte, Pflegedienstleitungen, Stations- oder Wohnbereichsleitungen und Geschäftsführungen einer Einrichtung vor große Herausforderungen stellt. Es benötigt Zeit, finanzielle und personale Ressourcen sich langsam an die Umsetzung der neuen Gesetzgebungen heranzutasten. Aus diesem Grund ist eine Vernetzung zwischen dem Lernort Schule und der Praxis unabdingbar und trägt enorm zur Weiterentwicklung und Umsetzung der neuen Pflegeausbildung bei. Alle Beteiligten bekommen die Chance, ein neues gemeinsames Berufsverständnis des Pflegeberufes zu entwickeln. Ein Blick in die Zukunft wird zeigen, wie die Absolventen nach der Ausbildung ihr Können und ihre Fachexpertise im Gesundheitssystem umsetzen werden (Jakobs & Vogler, 2020, S. 41). Weiterhin wird man prospektiv sehen, wie die Qualifikation und Akademisierung der PA voranschreitet. Das gemeinsame "Ankommen" in der neuen Pflegeausbildung hat die oberste Priorität und wird sich künftig erst über mehrere Jahre entwickeln bevor es zu einer etablierten Routine führt.

III. Anhangsverzeichnis

Anhang A: Beispiel „Praxiscurriculum Akademie für Gesundheitsberufe Heidelberg-Orientierungs-einsatz 1. Ausbildungsdrittel" 16

Anhang B: Beispieldarstellung „Praxisaufgabe Orientierungseinsatz 1. Ausbildungsdrittel..........17

Anhang C: Beispieldarstellung „Ausbildungsnachweis für den Orientierungseinsatz 1. Ausbildungs-drittel – Nachweis der praktischen Stunden" 21

Anhang D: Beispieldarstellung „Ausbildungsnachweis für den Orientierungseinsatz 1. Ausbildungs-drittel – Nachweis der Kompetenzeinschätzung und Kompetenzmessung" 22

Anhang E: Beispieldarstellung „Ausbildungsnachweis für den Orientierungseinsatz 1. Ausbildungs-drittel – Erstgespräch" 23

Walther, S.

Anhang A: Beispiel „Praxiscurriculum Akademie für Gesundheitsberufe Heidelberg-Orientierungseinsatz 1. Ausbildungsdrittel" (Weisser & Schwabe, 2020, S. 1)

PE Orientierungseinsatz

PE 1	Orientierungseinsatz
Beschreibung	Die Auszubildenden gewinnen erste Einblicke in die praktische Pflegetätigkeit im Versorgungsbereich des Trägers. Die Auszubildenden werden schrittweise an den Pflegeprozess herangeführt. Zum Endes des Einsatzes sollen sie in der Lage sein, erste Aufgaben bei zu pflegenden Menschen, die einen geringen Grad an Pflegebedürftigkeit aufweisen (→maximal erhebliche Beeinträchtigungen in der Selbstständigkeit und seltenes Auftreten von Verhaltensweisen und psychischen Problemlagen, die eine personelle Unterstützung erforderlich machen), selbstständig durchzuführen. Pflegerische Entscheidungen sollten in jedem Fall in Abstimmung mit Pflegefachpersonengetroffen werden. Wenn bei den zu pflegenden Menschen ein höherer Grad der Beeinträchtigungen der Selbstständigkeit bzw. Pflegebedürftigkeit vorliegt, soll die Versorgung grundsätzlich gemeinsam mit Pflegefachpersonen erfolgen.
Ausbildungsabschnitt	1. Einsatz im 1. Ausbildungsdrittel
Wissensgrundlagen aus dem Theorieblock	CE 1: Grundlagen der Pflegewissenschaft, Pflegeprozess, Grundlagen des Lernens, Grundsätze der Kommunikation, Regeln der Gesprächsführung bei Menschen mit demenziellen Erkrankungen CE 2 A: Grundlagen der Mobilität, Einführung in Techniken zur Unterstützung des Orts- und Positionswechsel unter Einbezug von Bewegungskonzepten (Kinaesthetics, Infanthandling, 3-Schritte Programm nach Zegelin), Expertenstandard „Erhaltung und Förderung der Mobilität", „Sturzprophylaxe in der Pflege" CE 2 B: Grundlagen der Körper- und Hautpflege, hygienisches Handeln, Unterstützung bei der Ernährung und Ausscheidung , Thematisierung von Ekel und Scham, Erhebung des Gesundheitszustandes anhand der Vitalzeichen, Dokumentation, CE 9: Lebensgestaltung und Lebensentwürfe bezogen auf alle Altersstufen verstehen CE 10: physiologische Entwicklung, Kinder und Jugendliche in verschiedenen Versorgungssettings unterstützen
Transferaufgaben aus der Theorie	keine
Praxisaufgaben	Händehygiene Kommunikation Körperpflege
Kompetenzaufbau	→ siehe Rahmenausbildungsplan
Kompetenzbewertung	

Anhang: Praxisaufgaben

Erstellt: April 2020	Bearbeitet am 05.10.2020	Freigegeben am 05.10.2020	O:\GKP2014\Gemeinsames\PA – Kurs\Praxiscurriculum \05 Praxiseinheiten\Ergebnisse\PE 1- Orientierungseinsatz.docx
Von K. Schröter, D. Schwabe, B. Weisser	D. Schwabe	D. Schwabe	Gedruckt am 05.10.2020

1

Anhang B: Beispieldarstellung „Praxisaufgabe Orientierungseinsatz 1. Ausbildungsdrittel" (Schwabe, 2020, S. 1-4)

Praxisaufgabe	

Praxiseinsatz:	**Datum/ Zeitraum:**
Auszubildende*r:	**Praxisanleiter*in:**

Thema	Desinfektion und Händehygiene
Zielgruppe:	Auszubildende im Orientierungseinsatz
Ziel:	• Auszubildende wenden das in der Theorie erworbene Wissen an • Auszubildende kennen die verschiedenen Präparate der Desinfektion und wenden diese korrekt an • Auszubildende setzen sich mit ihrer eigenen Händehygiene auseinander
Zeitbedarf:	Abhängig vom Umfang der Arbeitsplatzanforderungen: Vorbereitung: ca. 1 h Vorbereitungszeit Am zu pflegenden Menschen: ca. 5 h Integration der Fünf Indikationen der Händedesinfektion im Arbeitsalltag, inklusiver einer hygienischen Händedesinfektion unter Anleitung Nachgespräch: ca. 30 Minuten: Selbst- und Fremdreflexion
Kompetenzbereiche lt. Rahmenlehrpan	**I Pflegeprozesse und Pflegediagnostik in akuten und dauerhaften Pflegesituationen verantwortlich planen, organisieren, gestalten, durchführen, steuern und evaluieren.** Der/Die Auszubildende • Kennt Prinzipien pflegerischen Hygienehandelns und integriert diese in den Handlungsabläufen • Kennt die Präparate zur Desinfektion und deren Anwendungsbiete sowie Einwirkzeiten • Wendet die Präparate zur Desinfektion korrekt an • Führt eine korrekte hygienische Händedesinfektion durch • Setzt die fünf Indikationen der Händedesinfektion um **II Kommunikation und Beratung personen- und situationsorientiert gestalten.** Der/Die Auszubildende • Keine Performanz sichtbar **III Intra- und interprofessionelles Handeln in unterschiedlichen systemischen Kontexten verantwortlich gestalten und mitgestalten.** Der/Die Auszubildende • beachtet die Anforderungen der Hygiene und wendet Grundregeln der Infektionsprävention in den unterschiedlichen pflegerischen Versorgungsbereichen sowie bei der Durchführung von ärztlichen Anordnungen im Pflegekontext an

Erstellt Mai 2020	Bearbeitet am 05.10.2020	Freigabe am 05.10.2020	
D. Schwabe	Von D. Schwabe	Von: D. Schwabe	Seite 1 von 4

Anhang B: Beispieldarstellung „Praxisaufgabe Orientierungseinsatz 1. Ausbildungsdrittel" (Schwabe, 2020, S. 1-4)

	IV Eigenes Handeln anhand von Gesetzen und ethischen Leitlinien reflektieren Der/Die Auszubildende • achtet die ökologischen und ökonomischen Prinzipien eines Versorgungsbereichs beim pflegerischen Hygienehandeln **V Eigenes Handeln anhand wissenschaftlicher Erkenntnisse reflektieren** Der/Die Auszubildende • realisiert das Spannungsfeld zwischen den Prinzipien des pflegerischen Hygienehandelns und deren Anwendung in einem Versorgungsbereich • ist sich der Verantwortung gegenüber der Patientensicherheit bewusst
Quellen:	• Landeslehrplan

Anhang B: Beispieldarstellung „Praxisaufgabe Orientierungseinsatz 1. Ausbildungsdrittel" (Schwabe, 2020, S. 1-4)

Aufgabenstellung
Pflegende sind von allen Berufsgruppen im Gesundheitswesen am häufigsten im Kontakt mit den Patienten, weshalb sie maßgeblich für die Gewährleistung der Patientensicherheit und dem Schutz des Patienten vor unerwünschten Ereignissen, wie nosokomialer Infektionen, mitverantwortlich sind. Deshalb sind eine korrekte Anwendung von Desinfektionsmitteln und eine gewissenhafte Händehygiene im Berufsalltag von Pflegenden unabdingbar.
Vorbereitung
1. Informieren Sie sich zu den Präparaten zur Desinfektion (Hände, Haut, Flächen) in Ihrer Einrichtung und halten Sie die Anwendungsgebiete der Präparate sowie die Einwirkzeiten fest.
2. Halten Sie stichpunktartig die Fünf Indikationen der Händedesinfektion der WHO fest.
Durchführung
3. Führen Sie im Beisein eines Praxisanleiters eine hygienische Händedesinfektion durch.
4. Integrieren Sie die Fünf Indikationen der Händedesinfektion der WHO in Ihren Pflegealltag.

Quellen:
- Al-Abtah, J. (2015). I care Pflege. Georg Thieme Verlag.
- Referenzdaten online. (2020). Aktion Saubere Hände. https://www.aktion-sauberehaende.de/Robert Koch Institut (2016): Händehygiene in Einrichtungen des Gesundheitswesens. Empfehlungen der Kommission für Krankenhaushygiene und Infektionsprävention KRINKO beim Robert Koch Institut. Bundesgesundheitsblatt 2016 59:1189–1220. Online verfügbar unter:
- https://www.rki.de/DE/Content/Infekt/Krankenhaushygiene/Kommission/Downloads/Haendehyg_Rili.pdf?__blob=publicationFile
- Vogler, C. (Hrsg.). (2020). Pflegias - Generalistische Pflegeausbildung: Band 1 - Grundlagen der beruflichen Pflege (1. Aufl., Bd. 1). Cornelsen.

Anhang B: Beispieldarstellung „Praxisaufgabe Orientierungseinsatz 1. Ausbildungsdrittel" (Schwabe, 2020, S. 1-4)

Reflexionsgespräch
Datum:
Name des/r SchülerIn:
Name der PraxisanleiterIn:
Wie schätzen Sie die eigene Integration der Fünf Indikationen der Händehygiene in Ihren Arbeitsalltag ein?
Welche Herausforderungen haben Sie bei der Durchführung der Händehygiene erlebt?
Welche Faktoren haben die Umsetzung der Händehygiene beeinflusst (förderlich/hinderlich)?
Was würden Sie bezüglich Ihres Handelns beibehalten wollen, was würden Sie verändern?
Was sind Ihre Stärken, was Ihre Schwächen?
Gibt es Verbesserungsvorschläge / Änderungswünsche zum Arbeitsauftrag?

Anhang C: Beispieldarstellung „Ausbildungsnachweis für den Orientierungseinsatz 1. Ausbildungsdrittel – Nachweis der praktischen Stunden" (Weisser, 2021, S. 5)

Ausbildungsnachweis für den Orientierungseinsatz

Einrichtung

☐ Träger der praktischen Ausbildung

☐ Wohnbereich: _____

☐ Station: _____

Fachrichtung: _____

Verantwortliche Kontakt-/Bezugsperson des Ausbildungsträgers/
Verantwortliche*r Praxisanleiter*in:

Nachweis der praktischen Stunden[11]

Praxiseinsatz vom _____ bis _____

Geplanter gesamter Stundenumfang: _____

Geleisteter gesamter Stundenumfang: _____

Geplante Anleitezeit[12]: _____

Erreichte Punktzahl: _____ Punkte

Datum / Unterschrift (Stationsleitung/stellv. Stationsleitung): _____

Kenntnisnahme durch die/den Auszubildende/n bzw. gesetzlicher Vertretung

Datum / Unterschrift: _____

Anhang D: Beispieldarstellung „Ausbildungsnachweis für den Orientierungseinsatz 1. Ausbildungs-drittel – Nachweis der Kompetenzeinschätzung und Kompetenzmessung" (Weisser, 2021, S. 15)

Kompetenzeinschätzung und Kompetenzmessung

Kompetenzbereich I

- Identifiziert Grundprinzipien des Pflegekonzeptes
- Nutzt Dokumentationssystem, um gezielt Informationen zu erhalten
- Beachtet Datenschutzregeln und hält diese
- Beobachtet Veränderungen des Gesundheitszustandes und informiert PP
- Nimmt gemeinsam mit PP Risikoeinschätzung mittels geeigneter Assessments vor
- Wirkt an Prophylaxen mit
- Erhebt gemeinsam mit PP den Unterstützungsbedarf in der Selbstpflege
- Führt einfache Teilaufgaben selbstständig durch
- Setzt Berührung als Teil der pflegerischen Kommunikation ein
- Nimmt eigene Belastungen wahr und spricht diese an.
- Erkennt und benennt typische Risiken für die zu pflegenden Menschen eines Bereiches
- Wirkt an der Begleitung von Ortwechseln inner-/außerhalb der Einrichtung mit
- bezieht biografische Daten in die Pflege mit ein
- Beobachtet Menschen in unterschiedlichen Alters- und Lebens-/Entwicklungs-phasen und benennt, wie unterschiedliche PP darauf eingehen

Erstgespräch	Selbstreflexion (Grundlage für das Erstgespräch)
	15 14 13 12 11 10 9 8 7 6 5 4 3 2 1 0

Zwischengespräch	Selbstreflexion
	15 14 13 12 11 10 9 8 7 6 5 4 3 2 1 0
	15 14 13 12 11 10 9 8 7 6 5 4 3 2 1 0
	Fremdreflexion

Abschlussgespräch	Selbstreflexion
	15 14 13 12 11 10 9 8 7 6 5 4 3 2 1 0
	15 14 13 12 11 10 9 8 7 6 5 4 3 2 1 0
	Fremdeinschätzung

Kommentar (Stärken, Entwicklungsmöglichkeiten):

Fremdeinschätzung Abschlussgespräch Kompetenzbereich I	Punkte:

Anhang E: Beispieldarstellung „Ausbildungsnachweis für den Orientierungseinsatz 1. Ausbildungsdrittel – Erstgespräch" (Weisser, 2021, S. 8)

Erstgespräch
Das Erstgespräch erfolgte am _____
Anwesende
☐ Auszubildende/r: _____
☐ Praxisanleiter/in (Name): _____
☐ Andere (Name / Funktion): _____
Dokumentation des Erstgesprächs
Reflexion der Ausbildungssituation - *Reflexion der Erwartungen, Wünsche und Befürchtungen der/des Auszubildenden und der/des Praxisanleitenden für diesen Einsatz. Selbsteinschätzung der eigenen Kompetenzen durch die/den Auszubildende/n.*
Lernangebote des Einsatzbereiches für den Orientierungseinsatz

Anhang E: Beispieldarstellung „Ausbildungsnachweis für den Orientierungseinsatz 1. Ausbildungsdrittel – Erstgespräch" (Weisser, 2021, S. 9)

Ergebnis und Vereinbarungen - *Absprachen zum Verlauf des Einsatzes mit den geplanten Anleitungssequenzen und Praxisaufgaben. Individuelle Lernvereinbarungen*

Diese beiden Praxisaufgaben sollen im Einsatz bearbeitet werden:

Praxisaufgabe 1:

Praxisaufgabe 2:

Termin für das Zwischengespräch:

Durch die nachfolgende Unterschrift wird die Teilnahme am Gespräch und die Kenntnis der Vereinbarungen bestätigt.

Praxisanleiter/-in

Datum / Unterschrift

Auszubildende/r

Datum / Unterschrift

IV. Literaturverzeichnis

Bensch, S. (2020). Lehrer- und Anleiterqualifizierung in der Pflege. Herausforderungen und Chancen mit dem Pflegeberufegesetz. *Bundesinstitut für Berufsbildung, 49*, 17–21.

Bohrer, A. & Walter, A. (2020). *Die neue Pflegeausbildung gestalten: eine Handreichung für Praxisanleiterinnen und Praxisanleiter.* BTU.

Cantiani, C. (2019). Motivation von Praxisanleitenden. *Psych Pflege, 25* (06), 281–286. https://doi.org/10.1055/a-1003-5105

Dielmann, G. & Malottke, A. (2021). *Pflegeberufegesetz und Ausbildungs- und Prüfungsverordnung. Kommentar für die Praxis.* Mabuse-Verlag.

Funk, E. (2017). Neues Pflegeberufegesetz vom Deutschen Bundestag und Bundesrat verabschiedet. *Nachrichtendienst des Deutschen Vereins,* 343–346.

Hamar, C, Schneider, K. & Kuckeland, H. (2019). Veränderungsprozesse an Pflegeschulen. Wie informiert und vorbereitet sind Schulleitungen und Lehrende auf die generalistische Pflegeausbildung? *PADUA 14 (3),* 143–154. https://doi.org/10.1024/1861-6186/a000491

Hartmeyer, E. & Slatosch, B. (2019). Das neue Pflegeberufegesetz – wesentliche Inhalte und Herausforderungen für die Praxis (Teil 2). *Zeitschrift für Arbeitsrecht und Tarifpolitik in kirchlichen Unternehmen,* 173–177.

Jakobs, A. & Vogler, C. (2020). Generalistische Ausbildung: Ein Jahr „neue Pflege". Erfahrungen aus Sicht der praktischen Ausbildung. *Pflege Pädagogik,* (73), 38–41.

Lukuc, S. (2021). Generalistik: Ausbildung mit hohem Aufwand. Auswirkungen der Generalistik aus Managementsicht. *Pflege Management,* (74), 19–21.

Schewior-Popp, S., Sitzmann, F. & Ullrich, L. (2021). *Thiemes Pflege. Das Lehrbuch für Pflegende in Ausbildung.* (15. Auflage). Georg Thieme Verlag KG.

Schwabe, D. (2020). *Praxisaufgabe. Desinfektion und Händehygiene.* Akademie für Gesundheitsberufe Heidelberg.

Walther, S. (2021): *Soziales bzw. virtuelles Lernen und der Einsatz digitaler Medien. Self-organised-learning - Ein Ansatz zur Förderung der Autonomie im berufsbildenden Sektor der Pflege. Lern- und Entwicklungstheorien.* Internationale Hochschule. Heppenheim, 10.06.2021.

Walther, S.

Weiß, T., Meißner, T. & Kempa, S. (2018). *Pflegeberufereformgesetz (PflBRefG)*. Springer Fachmedien Wiesbaden. https://doi.org/10.1007/978-3-658-20945-2

Weisser, B. (2021). *Ausbildungsnachweis für die praktische Ausbildung zur Pflegefachfrau / zum Pflegefachmann. Orientierungseinsatz*. Akademie für Gesundheitsberufe Heidelberg.

Weisser, B. & Schwabe, D. (2020). *PE Orientierungseinsatz*. Akademie für Gesundheitsberufe Heidelberg.

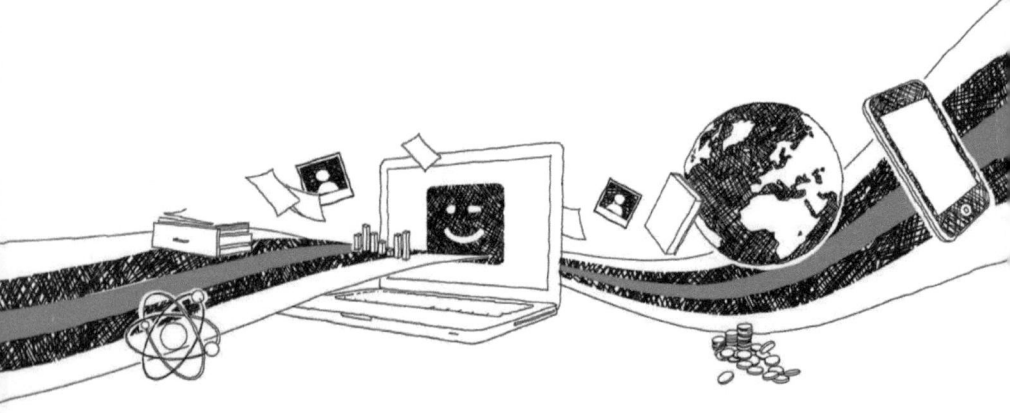
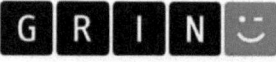